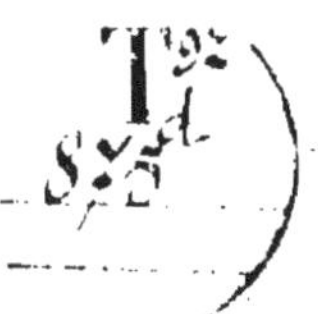

LA

CRYOSCOPIE

ET SON

APPLICATION CHEZ LES TUBERCULEUX

PAR

Le Docteur E. GRASSET

DE L'UNIVERSITÉ DE PARIS

LICENCIÉ ÈS-SCIENCES

PARIS

VIGOT FRÈRES, ÉDITEURS

23, PLACE DE L'ÉCOLE-DE-MÉDECINE, 23

1901

LA

CRYOSCOPIE

ET SON

APPLICATION CHEZ LES TUBERCULEUX

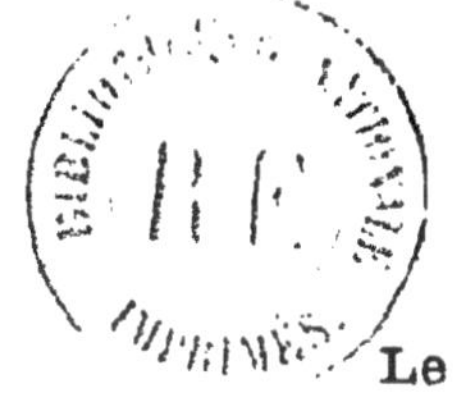

PAR

Le Docteur E. GRASSET

DE L'UNIVERSITÉ DE PARIS
LICENCIÉ ÈS-SCIENCES

PARIS
VIGOT FRÈRES, ÉDITEURS
23, PLACE DE L'ÉCOLE-DE-MÉDECINE, 23

1901

MEIS ET AMICIS

A MON PREMIER MAITRE

LE DOCTEUR BERTHEUX

Professeur de clinique interne à l'École de médecine de Rennes

A MONSIEUR LE DOCTEUR LETULLE

Professeur agrégé à la Faculté de médecine de Paris

A MON PRÉSIDENT DE THÈSE

MONSIEUR LE PROFESSEUR
ARMAND GAUTIER

Membre de l'Institut
Membre de l'Académie de médecine
Membre de l'Académie des Sciences
Officier de la Légion d'honneur

La cryoscopie est une méthode physique usitée pour la détermination du poids moléculaire des corps; elle se base sur l'évaluation du point de congélation des solutions. Ce point, toujours inférieur à 0° quand le dissolvant est l'eau, est abaissé proportionnellement au nombre des molécules dissoutes dans l'unité de volume quelle que soit la nature, la grosseur de ces molécules.

Soit M le poids moléculaire cherché,

K, un coefficient constant, variable avec les liquides, calculé comparativement à l'eau;

P, le poids de la substance dissoute dans 100 grammes de liquide;

Δ, l'abaissement du point de congélation de la solution;

$M = \frac{K P}{\Delta}$ c'est la formule fondamentale de la cryoscopie.

Très usitée en chimie pure, cette méthode a intéressé les physiologistes et les médecins, nombreux déjà sont ceux qui ont cherché son application à la biologie. Citons parmi les plus connus MM. Koranyi, Bouchard, Claude, Balthazard, etc.; tour à tour l'on a étudié les Δ (point de congélation) du sérum sanguin, du liquide céphalo-rachidien, de l'urine, des sérosités pathologiques. Les uns, comme le professeur Bouchard, cherchent le poids moléculaire moyen des substances en solution dans les humeurs de l'organisme. Les autres demandent à la cryoscopie, le nombre des molécules dissoutes dans un volume déterminé de ces liquides complexes. Nous étudions dans ce travail les urines des tuberculeux pour en tirer des déductions cliniques au double point de vue du fonctionnement du rein de ces malades et de l'état de leurs combustions internes.

Tout d'abord il importe de répondre à cette question qui de suite vient à l'esprit : la loi de Raoult, l'abaissement du point de congélation de toute solution est, pour un même volume de dissolvant, proportionnel au nombre des mollécules dissoutes, quelle que soit leur nature, leur grosseur, cette loi est-elle absolue?. S'applique-t-elle aussi bien aux liquides organiques complexes qu'aux solutions salines ?

Les observations ont montré des exceptions et des anomalies. Ainsi les solutions salines abaissent le Δ d'un nombre deux fois plus grand que ne l'indique la loi. On admet pour l'expliquer l'hypothèse d'Arrhénius : la molécule saline, soit du chlorure de sodium, subit du fait d'être dissoute, une dissociation de ses éléments constituants, atomes ou ions; NaCl agit comme si l'ion chlore (Cl) était séparé de l'ion sodium (Na).

On ne retrouve pas cette anomalie avec les substances organiques; leur molécule n'est pas dissociable.

L'abaissement du Δ n'est pas rigoureusement proportionnel au nombre des molécules dissoutes. L'écart n'est pas grand si l'on étudie des solutions dont le poids de congélation est voisin de — 1°, comme le sont ordinairement les humeurs de notre organisme. Mouren a établi qu'en général il n'excède pas 1/60. Pour les solutions salines, il dépasse rarement 1/30. Bousquet étendait l'urine de quatre volumes d'eau ; la différence entre le Δ calculé et le Δ constaté au cryoscope n'excédait pas 0°02, approximation suffisante pour des recherches cliniques.

La loi de Raoult indique que seul le nombre des molécules intervient dans l'évaluation du Δ. Deux substances différentes dissoutes dans un unique volume de dissolvant totalisent leur action ; chacune des molécules travaille pour son compte. La complexité de nos humeurs n'est donc pas, théoriquement, un obstacle à la rigueur des résultats. Il en est de même lorsque les corps en présence sont susceptibles d'actions chimiques capables de modifier les molécules, de les condenser, d'en diminuer ou d'en augmenter le nombre? Evidemment il y a là une source d'erreurs. Les écarts sont cependant légers. Un élève de Koranyi, Roth, étudiant une urine artificielle formée de solutions d'urée et de chlorure de sodium, l'une et l'autre à 1 p. % a constaté une différence de 0°,02 au maximum. Les physiologistes ont conservé la loi de Raoult.

L'instrument qui sert à déterminer la température de congélation est simple. MM. Claude et Balthazard ont modifié l'appareil de Raoult. Sur les conseils du docteur Letulle, nous nous sommes servi de leur appareil ; nous leur emprunterons leur description. Le cryoscope se compose d'un récipient en verre, soigneusement bouché, dans lequel on met de l'éther et du sulfure de carbone par une tubulure fermée par un bouchon de caoutchouc. Une trompe à eau reliée à un tube fixé à l'appareil produit un appel, et l'air, après s'être desséché dans un flacon à acide sulfurique passe dans le cryoscope où il se dégage sous forme de nombreuses bulles au sein du liquide, éther ou sulfure de carbone. L'évaporation de ce liquide produit un refroidissement rapide.

L'urine dont on cherche la température de congélation est placée dans le tube laboratoire en quantité suffisante pour que la cuvette du thermomètre soit complètement immergée : ce tube est alors disposé dans un manchon fixé au centre du cryoscope réfrigérent, dans lequel on a placé préalablement une petite quantité d'alcool qui sert de conducteur entre l'éther refroidi et l'urine à congeler. Lorsque le tube laboratoire est en place, l'urine doit dépasser très peu la partie supérieure de la cuvette et le niveau de l'alcool dans le manchon doit être situé plus bas que celui de l'urine.

Les déterminations cryoscopiques sont assez rapides. Le cryoscope rempli aux trois quarts d'éther ou de sulfure de carbone, on ouvre la trompe à eau et l'appel d'air se produit aussitôt et en même temps le refroidissement. Peu à peu le thermomètre, gradué au 50° ou au 100° de degré, nous indique l'abaissement de la température; quand le mercure arrive vers zéro, point de congélation de l'eau distillée, il est utile d'agiter l'urine avec un agitateur en spirales. de platine ou de nickel, de façon à maintenir une température homogène de tout le liquide.

L'urine atteint toujours une température inférieure à son point de congélation, elle est en surfusion. Pour faire cesser cet état physique, il suffit d'ajouter un petit fragment du givre qui se dépose sur les bords de l'appareil ou d'agiter le liquide. La congélation se fait toujours à un point fixe pour une même solution. On voit aussitôt la colonne de mercure remonter brusquement, atteindre un maximum où elle reste tant que dure le phénomène de congélation, puis elle descend lentement. Le point maximum nous donne la température qui correspond à l'abaissement du point de congélation de l'urine, au Δ de cette urine.

Quelques détails ont leur importance. Le thermomètre gradué en 50e ou en 100e de degré doit être vérifié de temps à autre, au moins tous les mois, disent Claude et Balthazard ; si le Δ de l'eau distillée ne correspond pas au 0° du thermomètre, il faut avoir soin de faire les corrections correspondantes dans les déterminations suivantes. Pendant l'opération, il faut veiller à ce que le thermomètre soit vertical et s'assurer qu'il ne reste pas une gouttelette de mercure dans l'ampoule supérieure.

Les liquides employés, excellents réfrigérents, par suite de leur grande volatilité, sont dangereux, parce que leurs vapeurs, surtout celles du sulfure de carbone, mêlées à l'air, sont explosibles. On peut se garder en conduisant à l'aide d'un tube de caoutchouc adapté à l'extrémité inférieure de la trompe à eau, les vapeurs de sulfure de carbone au dehors de la pièce où se fait l'expérience. Malgré son danger plus grand, ses vapeurs détonent au simple contact d'un morceau d'allumette en ignition, malgré son odeur plus désagréable, le sulfure de carbone est ordinairement préféré à l'éther, par raison d'économie.

Les physiologistes, avons-nous dit, ont demandé à la cryoscopie le poids moléculaire des molécules dissoutes dans l'urine, les autres le nombre de ces molécules.

La loi de Raoult permet à M. Bouchard et à son école de trouver le poids de la molécule urinaire moyenne.

$$M = \frac{KP}{\Delta}$$

Tout d'abord, le professeur Bouchard admet que, sauf le chlorure de sodium qui sort de l'organisme sans avoir subi aucune transformation, tout le reste des matériaux solides en dissolution dans l'urine peut être considéré comme molécule élaborée et l'intérêt est grand d'en savoir le poids moyen. En effet, le résultat de la perfection des combustions et de la sécrétion biliaire, comme aussi d'autres actions internes du foie, est de jeter dans le poumon à l'état d'acide carbonique, ou dans l'intestin à l'état de cholestérine, de graisse, des savons, mais surtout d'acides biliaires et de pigments biliaires le plus possible du carbone de l'albumine en destruction et de décharger d'autant les molécules qui doivent s'échapper par le rein. Ces molécules filtrent d'autant mieux qu'elles sont plus petites. De tous les corps en solution dans le plasma, l'urée est celui dont la dyalise s'effectue avec la plus grande rapidité, et c'est celui qui possède la plus petite molécule. Plus la nutrition est parfaite, plus la destruction de l'albumine est complète, plus l'azote urinaire se trouve à l'état d'urée, plus aussi l'élimination sera rapide et complète. En d'autres termes, plus les petites molécules seront nombreuses dans l'urine et plus la nutrition sera parfaite, qu'il s'agisse d'urée, de sulfates, de phosphates, etc.., termes ultimes de nos combustions internes ; la recherche du poids moléculaire moyen, nous faisant connaitre l'activité et la perfection de notre vie organique, a donc beaucoup d'importance.

Pour obtenir tous les termes de la formule $M = \frac{KP}{\Delta}$, il faut un certain nombre d'opérations.

K est une constante qui égale 18,5 pour nos liquides organiques.

P s'obtient en pesant le résidu sec de l'urine. Par suite de la division en molécules chlorées et molécules élaborées, il faut aussi doser le chlorure de sodium.

Δ nous est donné par le cryoscope.

Le dosage du chlorure fait connaitre la part de ce sel dans le Δ total. On la retranche. Une simple opération arithmétique donne le poids de la molécule élaborée moyenne.

Pour obtenir un résultat exact, la série des opérations est longue, les manipulations ne manquent pas de difficulté.

Cliniquement, M. Bouchard a cru pouvoir conseiller au lieu de peser le résidu solide de l'urine, après dessication, de multiplier les deux derniers chiffres de la densité de cette urine par 2,26. De même il attribue au chlorure de sodium un titre uniforme de 10 p. 0/00, abaissant pour sa part le point de congélation à -0° 61, qu'il retranche du Δ total. Les résultats sont loin d'être exacts, on ne procède à des mesures plus rigoureuses que dans les cas, différant notablement de la normale.

D'après M. Bouchard, le point de congélation des urines normales est de — 1°35 ; les limites extrêmes observées par lui sont — 0°59 et — 2° 24. Pour les matières élaborées à l'état normal, le poids moléculaire moyen varie de 62 à 68, il est toujours supérieur à 60, poids moléculaire de l'urée.

A l'état pathologique. dans les cas de nutrition ralentie le poids peut atteindre 112, même 130, 150. Au contraire ce poids dans les maladies fébriles, pneumonie, tuberculose, peut tomber au-dessous de la normale, atteindre 65, par suite de la suractivité des oxydations. Enfin l'on peut obtenir des chiffres inférieurs à 60 : dans ce cas, la détermination peut être considérée comme nulle.

Il est certes très important de connaître le poids moyen des molécules que nous avons élaborées dans ce laboratoire qu'est notre organisme ; mais outre la perfection qu'il faut apporter, pour avoir des résultats précis, à une opération assez difficile, comme la dessication des urines, cette recherche à contre elle des résultats que l'on doit considérer comme nuls ; comment les expliquer ?

Nous verrons plus loin comment on arrive par une voie qui nous semble plus sûre, plus simple et plus pratique pour les cliniciens, à obtenir les renseignements d'égale valeur et du même intérêt.

Koranyi, et après lui Hamburger, Toumann, Dreser, Hinter et surtout en France MM. Claude et Balthazard, se sont occupés, non plus du poids, mais du nombre des molécules excrétées et élaborées.

Les recherches cryoscopiques de Koranyi l'ont amené à une conception nouvelle de l'excrétion urinaire. Prenant aux théories classiques de Ludwig : le rein est un simple filtre, et de Bowman, Heidenham : le rein est une vraie glande, leurs assertions les plus favorables, il les a unies. Pour lui le glomérule filtre l'eau urinaire et le chlorure de sodium, les canalicules sécrètent les autres parties de l'urine, ou plutôt, non, les échangent contre un peu de la solution salée filtrée par le glomérule. Il se produit une osmose.

Depuis longtemps les botanistes connaissent l'osmose qui leur explique les phénomènes de nutrition et de croissance des cellules végétales. On la définit cet échange qui se fait entre deux solutions de substances différentes ou non, inégalement concentrées, lorsque ces solutions sont séparées par une membrane perméable. Le mouvement se fait de la solution la moins concentrée à celle qui l'est plus. Si la membrane, imperméable aux corps dissout, ne l'est pas au dissolvant, le solvant passe et va de la moins à la plus concentrée des deux solutions. La solution la plus concentrée est-elle renfermée dans un vase rempli et fermé par cette membrane perméable seulement au solvant, il ne peut plus rentrer de liquide dans cette cavité pleine, mais il en résulte une pression sur les parois du vase, pression que l'on appelle pression osmotique ou encore tension osmotique.

La cellule végétale jeune forme un système osmotique avec sa paroi perméable, la membrane celluloso-pectique, sa solution concentrée : le suc cellulaire, les hydroleucytes plus ou moins gorgés de liquide. Si la cellule se trouve dans un milieu dont la tension osmotique est inférieure à celle qu'elle-même possède, l'osmose se produit et la cellule devient turgescente. Au contraire cette même cellule turgescente est-elle mise dans une solution plus concentrée qu'elle-même, il se produit un courant de l'eau cellulaire à travers la membrane celluloso-pectique imperméable sauf à l'eau, les hydroleucites se vident, la membrane protoplasmique se détache de la membrane celluleuse et se ratatine : la cellule est plasmolysée.

C'est par la plasmolyse des cellules végétales que de Vriès a montré que des solutions de substances différentes peuvent déterminer la même plasmolyse. Ces substances sont dites isotoniques car elles ont la même tension osmotique ; elles sont équimoléculaires, c'est-à-dire que leurs solutions dans un volume donné renferment un poids de substance dissoute proportionnel au poids moléculaire de cette substance.

Ce qui se p se pour la cellule végétale doit être pour la cellule animale.

Dans le rein, il y aurait aussi osmose entre la solution salée filtrée par le glomérule et les autres substances, excrétées par les cellules qui tapissent les canalicules.

Des faits semblent établir que le glomérule est bien l'organe filtrant de l'eau et du chlorure de sodium. Hüfner a fait observer la grande longueur des canalicules chez les animaux excrétant une urine très dense et très concentrée, comme le chien. Au contraire, les animaux aquatiques qui ont une urine très diluée, Dreser l'a montré, ont des canalicules urinaires très courts. On peut donc conclure que la concentration de l'urine croît avec la longueur des tubes urinifères.

Il est logique, aussi que, si l'osmose de l'eau salée et des autres parties de l'urine se produit dans les canalicules, ces échanges osmotiques soient d'autant plus parfaits que le contact est plus long entre la solution saline et les épithéliums canaliculaires. En effet, a-t-on injecté à un animal des solutions hypertoniques de glucose ou de sel marin, la diurèse est abondante, l'osmose n'a plus le temps de se faire par suite du contact moins prolongé et l'on trouve une urine moins concentrée que normalement.

C'est le contraire qui se produit lorsque la vitesse circulatoire décroit du fait de maladies de cœur non compensées ; l'urine circule moins vite dans les canalicules et la résorption de l'eau est plus parfaite : la clinique nous montre toujours une urine concentrée chez les cardiaques.

En résumé, le glomérule filtre une solution presque pure de chlorure de sodium qui se concentre dans les canalicules par résorption d'eau, et s'enrichit en matières extractives du sang par échange moléculaire, de telle façon que pour chaque molécule venue du sang dans l'urine, une molécule de chlorure de sodium passe des canalicules dans le sang.

C'est cette théorie qui explique la méthode cryoscopique usitée par le professeur de Buda-Pesth. Les résultats de cette méthode, a dit M. Bernard, ont l'inconvénient d'être soumis au sort d'une hypothèse physiologiste. A l'heure actuelle, c'est la théorie qui rend mieux compte des phénomènes que nous observons; qu'elle vienne à disparaître, remplacée par une théorie plus parfaite, les faits observés n'en seront pas moins constants.

On peut objecter à l'hypothèse de Koranyi qu'il existe des urines dont le point de congélation est inférieur à —0°,56, Δ du sérum sanguin. Koranyi a observé chez des polyuriques l'urine se congeler à — 0°,30; Souques et J. Balthazard ont vu, dans la polyurie nerveuse, que Δ pouvait atteindre — 0,17 chez un malade qui urinait 8 à 10 litres par 24 heures. Nous-mêmes observons en ce moment, dans le service de M. Letulle, une malade, dont le Δ, est — 0°,40, et cela avec une oligurie marquée, à peine 500 cmc. par jour. Cette femme est atteinte d'anémie pernicieuse. Comment ces faits s'expliquent-ils ? Il semble que le liquide filtrant au niveau du glomérule eût dû avoir la même tension osmotique que le sang; d'où même point de congélation puisque les solutions isotoniques ont le même Δ, point qui eût dû s'abaisser au-dessous de 0°,56 par suite de la résorption partielle de l'eau dans les canalicules urinaires. L'étude des faits oblige à d'autres conclusions: il faut admettre que le liquide qui filtre par le glomérule a une tension inférieure à celle du sang.

Pour l'établir, Starling a étudié la différence entre la pression dans les canalicules urinaires et celle du sang. Il a constaté que si la différence équivaut à 40 millimètres de mercure, la sécrétion rénale s'arrête : c'est la différence de tension osmotique, entre le liquide qui a filtré au niveau du glomérule et le sang. De plus, mesurant directement la tension des matières extractives et protéiques dissoutes dans le sang, il l'a trouvée voisine de 40 millimètres de mercure. On peut en conclure que des substances ne traversent pas le glomérule causant ainsi la différence entre le liquide filtrant par le glomérule et le sérum sanguin. Ces expériences ne peuvent être rationnellement interprétées que si l'on admet la filtration par le glomérule d'une solution saline constituée par de l'eau et du chlorure de sodium, en même proportion pour cent que dans le sang, d'où une tension osmotique égale à celle de NaCl dans le sérum sanguin. Le point de congélation serait alors normalement — 0°43 et pourrait, dans des cas pathologiques, se rapprocher plus ou moins de 0°. La seule raison de cette particularité est simplement la vie de la cellule glomérulaire, susceptible par suite d'une propriété qu'elle tient de sa vie d'entretenir entre les liquides qui baignent ses faces une différence déterminée de tension osmotique.

L'urine n'a pas la même tension osmotique que le sang; elle assure l'élimination des molécules élaborées en vertu de la concentration moléculaire des deux liquides.

D'après Hamburger dont l'opinion a été adoptée par Winter, ce sont les globules sanguins qui jouent le rôle de modérateurs. Avec Koranyi, Winter attribue au chlorure un rôle prépondérant dans le maintien de l'équilibre des humeurs; c'est, dit-il, la plus importante des substances susceptibles de diffuser partout et de contribuer de la sorte au retour facile et rapide des humeurs à l'état moléculaire, il fournit en effet les 2/3 des molécules qui circulent dans les dissolutions humorales, nombre absolument limité.

Pour lutter contre la différence de tension entre le sérum sanguin et l'urine, le rein est obligé de faire un travail considérable. Dreser calcule cette énergie et trouve qu'elle égale 180 kilogrammes, pendant la période d'activité. Il était intéressant de confronter à l'état pathologique, les valeurs des points de congélation de l'urine et du sérum sanguin ; en moyenne $\frac{\Delta}{\Delta'}$ donne un rapport de 3 pour 1. Le Δ urinaire oscillant de — 1°30 à — 2°20, le Δ' du sérum sanguin étant de — 0°56. Dans les néphrites ce rapport tend vers 1. En effet, l'urine a moins de matériaux excrétés pour un volume d'urine accru ou normal, ce qui rend la concentration moléculaire de l'urine plus faible, plus voisine de 0°; au contraire le sang augmente ses molécules par l'accumulation des matériaux non excrétés par le rein, Δ s'abaisse tandis que Δ' augmente. MM. Achard et Léon Bernard en ont voulu conclure que ce rapport $\frac{\Delta}{\Delta'}$ indique bien la valeur de la perméabilité rénale; plus ils sont voisins et moins le rein filtre bien. Cette déduction est inexacte car on voit chez tous les polyuriques, ce rapport se rapprocher de l'unité, quand même le rein est intact; de plus le Δ' indiquant le point de congélation du sang, n'est pas augmenté dans toute néphrite, même assez grave. Dans l'urémie on peut noter il est vrai Δ' = 0°70 — 0°80. Koranyi a même trouvé — 1°; Widal et Ravaut ont fait de semblables constatations, cependant cette concentration moléculaire du sérum sanguin n'est pas la règle générale. Koranyi, Sénator, Richter, ont signalé des cas d'urém.e dont le Δ' sanguin est normal. L'urémie était bien une auto-intoxication par insuffisance de dépuration urinaire; mais les produits toxiques étaient non dans le sang mais dans les tissus. Baylac a montré que dans ces cas, le sang des urémiques garde la toxicité normale des sujets sains; mais les extraits d'organes sont ceux du tissu hépatique, sont par contre très toxiques et beaucoup plus que normalement.

Achard et Lœper ont fait des expériences qui contrôlent la valeur de cette assertion. Liant les uretères de lapins, auxquels ils ont ensuite injecté du ferro-cyanure de K et du bleu. ils n'ont plus retrouvé 3 heures après l'injection qu'un tiers de la substance injectée dans le sang de ces animaux. Le reste était dans les tissus.

Le renseignement n'est d'aucune utilité, car le travail total ne mesure pas l'effet utile du rein. Parfois dans certaines néphrites, il diminue; dans d'autres même avec urémie, il reste normal ou augmente; le rein n'a quand même pas rempli sa fonction d'éliminateur des toxines malgré son travail énorme : il n'a éliminé que des chlorures non toxiques. Lépine et Aubert, dès 1885, ont établi dans la néphrite unilatérale, l'émission plus considérable de NaCl que par le rein sain. Hoffmann l'a établi pour les deux reins dans l'urémie brightique. En résumé l'étude des différences ou des rapports entre le Δ des urines et Δ' du sérum sanguin ne peut donner de résultats utiles ; c'est dans l'urine, en cherchant ce qui filtre et ce qui ne filtre pas, que l'on peut juger l'action utile du rein.

Koranyi, après avoir pris le point de congélation des

molécules totales dissoutes dans l'urine, dose le chlorure de sodium, puis il fait le rapport entre ces deux valeurs : Δ total, et NaCl, point de congélation d'une solution saline au même titre que l'urine examinée, soit un rein sain, intact ; ce rapport $\frac{\Delta}{NaCl}$ est normalement inférieure à 1,7. Si la circulation se ralentit, la circulation canaliculaire devient moins active, et par suite la résorption du chlorure de sodium plus parfaite. Réciproquement, la diminution de ce rapport correspond à une augmentation de l'activité de la circulation rénale. Lorsque $\frac{\Delta}{NaCl} < 1,23$, il y a oligochlorurie ; quand $\frac{\Delta}{NaCl} > 1,78$, il y a polychlorurie. Ce rapport $\frac{\Delta}{NaCl}$ est la mesure de l'échange moléculaire, il nous donne des renseignements importants chez les cardiaques, quand le rein est intact. En outre l'équivalent moyen en chlorure de sodium des molécules solides de l'urine totale des vingt-quatre heures, pouvant osciller entre 30 et 50, il y aura oligurie moléculaire si cet équivalent est inférieur à 30 et polyurie moléculaire s'il est supérieur à 50.

MM. Claude et Balthazard ont fait entrer la cryoscopie dans une voie nouvelle qui promet d'être féconde en résultats utiles. De même que Koranyi, ils opèrent sur l'urine de vingt-quatre heures, ce qui est très important. L'un d'eux dans une communication récente, établissait les grandes variations que subit l'excrétion urinaire aux diverses heures de la journée.

Le volume, la concentration moléculaire, la quantité d'urée et d'azote total, le rapport azoturique, l'azote urée et l'azote total, le chlorure, la toxicité urinaire étudiés d'heure en heure montrent des variations doubles pour l'urée. La toxicité est encore plus variable; elle décuple après le repas de midi, jusqu'à cinq heures du soir. Les repas surtout ont une grande influence, l'urine augmente de volume et de quantité ordinairement 3 à 4 heures après les repas.

Leurs calculs sont basés sur la détermination du Δ, sur le dosage des chlorures, comme l'avait fait Koranyi. Mais, abandonnant sa formule un peu empirique, ils sont partis de ce que le Δ urinaire est proportionnel au nombre de molécules dissoutes, ils admettent que Δ exprimé en centièmes de degrés, représente le nombre de molécules contenues dans un centimètre cube. Soit une urine se congelant à — 1°,20, elle contient 120 molécules ; que ce soit 120 unités ou 120 milliards de molécules, chlorées et élaborées, excrétées par un individu normal, on pourra tirer des déductions comparatives.

Δ exprimé en centièmes de degré représente donc le nombre de molécules. Si V est le volume total, en centimètres cubes, de l'urine excrétée en 24 heures; Δ × V nous représentera donc le nombre de molécules éliminées dans l'urine de la journée. Soit une urine qui se congèle à — 0°90 ; le volume des 24 heures est d'un litre, soit 1000 cmc.

Δ = 90 molécules, ΔV = 90 × 1000 = 90000, on a ainsi représenté le nombre de molécules dans 24 heures. Quelle est la valeur de ce chiffre ? Toute relative, elle constitue cependant un terme de comparaison très exact, qui peut nous permettre d'évaluer par comparaison la diurèse des molécules des substances dissoutes dans l'urine, à condition toutefois, que l'on ne compare pas un adulte à un enfant. Mais on peut chercher le rapport au kilogramme corporel, il suffit pour cela de diviser $\frac{\Delta V}{P}$. P = poids total du sujet en expérience; c'est la diurèse moléculaire totale.

Ce rapport par suite de l'osmose des molécules salines dans les canalicules, nous donnera donc le nombre (la nature change, le nombre reste) des molécules qui ont traversé les glomérules par 24 heures et par kilogr. du du corps.

Si nous admettons que l'individu pèse 50 kilos.

$$\Delta + \frac{V}{P} = \frac{90 + 1000}{50} = 1800$$

Il est surtout intéressant de reconnaitre ce qui dans l'élimination urinaire, caractérise l'activité de la nutrition ; nous nous intoxiquons par ces déchets de nos combustions si nous ne les rejetons pas par les reins. Nous avons admis avec M. Bouchard, que le chlorure de sodium, le seul corps rejeté dans nos excrétions sous la même forme que nous l'avons absorbé dans nos aliments, ne subit pas une élaboration spéciale dans l'économie. D'autres sels, sulfates, phosphates, sont aussi en partie absorbés tels quels par l'alimentation mais en petite quantité facile à déterminer ; on la néglige, tandis que le reste est un produit des combustions, résultat de l'activité nerveuse ou intestinale. Ce sont des matières élaborées.

Si donc on déduit des molécules totales, le nombre des molécules chlorées, nous sommes en droit d'admettre qu'il n'y a plus dans cette urine que des molécules élaborées.

On dose donc le chlorure par la méthode de Volhard, 29 gr. 076 de nitrate d'argent sec et cristallisé pour 1000 d'eau distillée nous donnent une solution décimale.

Prenant à la pipette cubée, 10 c.c. de l'urine des 24 heures, on y ajoute quelques gouttes de chromate neutre de potassium. Après avoir eu soin de repérer sur la burette de Nohr la division au niveau de laquelle se trouve le bord inférieur du ménisque, on fait tomber la solution argentique, jusqu'à ce que la solution jaune, vire à l'orange. Le passage est net et brusque, il indique que tout le chlore de la solution est précipité. Autant de centimètres cubes on a versé, autant on a de grammes de chlorure de sodium par litre d'urine. Cette méthode est rapide, elle est assez exacte.

Soit donc une urine renfermant p. grammes de chlorure de sodium pour 100, ce sel intervient dans l'abaissement du point de congélation de l'urine pour $p \times 0^o605$. Par suite de nos conventions, il renferme ,60 molécules $5 \times p$ molécules de NaCl par centimètre cube.

Le volume total de l'urine émise est V, donc il y aura $60.5 \times p \times V$ molécules de sel marin par 24 heures, le poids du corps est P, donc nous avons $\frac{60.5 \times p \times V}{P}$ molécules de NaCl par 24 heures et par kilo d'individu.

Retranchons ce nombre de la diurèse moléculaire totale, il restera $\left(\Delta \times \frac{V}{P} - \frac{60.5 \times p \times V}{\Delta}\right)$ molécules et ce sont toutes les molécules élaborées. On peut écrire autrement ce nombre $\left(\frac{V}{P} \times \Delta - 60.5 \times p\right)$. Nous avons ainsi la diurèse totale des molécules élaborées.

Nous désignerons par δ la différence ($\delta' - 60.5 \times p$) et la diurèse des molécules élaborées sera $\delta \times \frac{V}{P}$. Soit l'urine que nous étudions, avec 1 % de NaCl, δ sera égal à (90 — 60.5) ou environ 30 et la diurèse des molécules élaborées sera $\frac{30 \times 1000}{500} = 600$; nous avons donc deux formules nous donnant l'une les molécules excrétées, l'autre les molécules élaborées; nous pouvons comparer ces deux nombres $\Delta \times \frac{V}{P}$ à $\frac{\delta V}{P}$ ou simplement $\frac{\Delta}{\delta}$, on a ainsi le quotient du nombre de molécules NaCl que les glomérules ont filtrées par le nombre de molécules élaborées excrétées, celles-ci s'étant substituées par osmose à autant de molécules de NaCl résorbées, on a $\frac{\Delta}{\delta}$ mesure du taux des échanges moléculaires. On peut avec ces trois valeurs $\frac{\Delta V}{P}$ $\frac{\delta V}{P}$ $\frac{\Delta}{\delta}$ se faire une idée du fonctionnement du glomérule et de la perméabilité des épithéliums rénaux.

$\frac{\Delta V}{P}$ nous établit la diurèse moléculaire totale par 24 heures et par kilogramme corporel, nombre évidemment proportionnel à la cause qui détermine le passage de ces substances par les glomérules, c'est-à-dire, comme l'a montré Heidenham, à la vitesse circulatoire dans les vaisseaux des reins.

$\frac{\Delta V}{P}$ varie dans le même sens que la circulation rénale et peut en donner la mesure, de plus la perméabilité des épithéliums s'est décelée par ce rapport.

$\frac{\delta V}{P}$ nous donne les molécules élaborées excrétées par elle, nous avons la mesure de la dépuration urinaire, ce qui nous fournira un bon à nos pronostics.

Nous savons déjà que $\frac{\Delta}{\delta}$ mesure les échanges moléculaires, entre la solution chlorée, filtrée par le glomérule, et les substances élaborées, échanges qui sont d'autant plus parfaits que les deux solutions sont plus longtemps en contact. Donc pour un même nombre de molécules de NaCl, si la circulation rénale devient plus active, il y a moins de molécules élaborées échangées, Δ étant fixe, δ sera plus faible et par suite $\frac{\Delta}{\delta}$ augmentera tandis qu'il diminuera en cas de stase rénale. Chez les sujets normaux ces deux rapports $\frac{\Delta V}{P}$ $\frac{\Delta}{\delta}$ doivent varier dans le même sens si la théorie de Koranyi est exacte.

L'urine normale se congèle entre $-1^{o}30$ et $-2^{o}20$, subissant l'influence de la nutrition; les libations exagérées la rapprochent de -1°, les sudations excessives l'éloignent, la quantité de NaCl absorbée aux repas, les travaux violents retentissent sur les résultats.

Chez un individu normal :

$\frac{\Delta V}{P}$ taux des molécules excrétées, oscille entre 3000 à 4000; s'il monte c'est que la tension circulatoire périphérique est accrue, s'il baisse c'est le contraire $\frac{\delta V}{P}$ taux des molécules excrétées nous fait connaître la dépuration urinaire, il oscille de 2000 à 2500, $\frac{\Delta}{\delta}$ taux de l'échange moléculaire, varie entre 1,50 à 1,70.

$\frac{\Delta V}{P}$ et $\frac{\Delta}{\delta}$ varient dans le même sens tant que les épithéliums sont normaux, s'ils sont faibles tous les deux, le cœur fléchit. Si $\frac{\Delta}{\delta}$ s'élève quand $\frac{\Delta V}{P}$ s'abaisse, c'est qu'il y a un obstacle par suite de la plus ou moins grande perméabilité du rein.

Nous avons voulu appliquer la cryoscopie aux urines des tuberculeux pour nous rendre compte de la façon dont se font les éliminations chez un malade. Nos observations ont toutes été prises à l'hôpital Boucicaut, dans les services de M. Letulle. C'est grâce à son amabilité proverbiale que nous avons pu nous livrer à nos travaux et obtenir un résultat.

Seuls MM. Achard et Lœper ont publié quelques analyses cryoscopiques faites, une seule fois, sur des malades tuberculeux ; deux moururent peu après et permirent de constater des lésions amyloïdes que l'on avait soupçonnées par suite de la réduction des échanges $\frac{\Delta V}{P}$ $\frac{\delta V}{P}$ étaient presque tous faibles $\frac{\Delta}{\delta}$ était aussi ou normal ou faible, les résultats contrôlés par l'élimination du bleu leurs firent émettre l'idée que la perméabilité rénale n'est guère modifiée du fait de la dégénérescence amyloïde. On peut du reste soupçonner cette lésion quand l'albuminurie permanente est ordinairement moyenne, mais à certains moments très abondante.

Les résultats de nos observations ne sont pas absolument les mêmes ; cela tient à ce que nous n'avons opéré que sur des malades au premier ou au second degré et non sur de vieux tuberculeux. Quelques évaluations ne seront pas interprétées, les chiffres semblent tellement exagérés qu'il est permis de se demander si les opérations n'ont pas été viciées dès leur origine, la récolte urinaire de 24 heures. Cependant quelque exagérés qu'ils semblent, ces chiffres ont été constatés par un jour de basse température chez cinq des malades en expérience et dans les séries de 10 à 12 examens cryoscopiques pour un même malade, nous avons presque toujours de ces résultats qui déroutent. Serait-ce que les reins des tuberculeux, insuffisants dans les éliminations des molécules, procèdent par débâcles successives. Des expériences ultérieures nous établirons si nous avons été dupe de notre bonne foi ou si ces phénomènes sont du cadre nosologique de la tuberculose.

Observation I

La malade, jeune fille de 17 ans, journalière, entre le 27 novembre, raconte que deux frère et sœur sont morts en bas âge, sa mère est morte de la poitrine il y a trois ans. Le père il y a 12 ans, d'apoplexie.

Depuis l'âge de six ans, cette malade se souvient de bronchites qui lui revenaient tous les hivers ; il y a deux ans, la bronchite est plus longue et survient au mois de juillet. En septembre, la malade remarque des hémoptysies répétées, les sueurs nocturnes sont très abondantes, anorexie, ni diarrhée, ni constipation, quelquefois douleur dans le creux épigastrique. Elle vient à l'hôpital très faible et amaigrie, la toux est fréquente, l'examen des poumons montre : à droite, en avant, submatité sous-claviculaire, murmure vésiculaire affaibli, inspiration saccadée, expiration légèrement prolongée ; en arrière, submatité au niveau de la fosse sous-épineuse, le murmure vésiculaire est affaibli et l'on entend quelques craquements. A gauche submatité sous et sus claviculaire, la respiration est saccadée, la voix retentissante. En arrière, presque matité de la fosse sous épineuse, on n'a pas de râles. Cette malade hémophilique a eu un grand nombre d'hémorrhagies surtout des épistaxis à gauche, sa vie a même été en danger. On lutte au moyen de sérum gélatiné et avec succès, semble-t-il.

La malade toujours pâle n'a guère d'appétit mais les digestions sont bonnes.

Les symptômes pulmonaires ne sont pas accusés ; sur le

nez, la malade présente une petite ecchymose qui devient plus apparente lorsqu'elle est sur le point de saigner. Vers le 10 juin cette tache est devenue plus manifeste, la malade a souffert de la tête, mais les cachets d'antipyrine et des compresses d'eau froide sur la tête ont enrayé ce mal.

La malade sortie en ville le 29 juin, pendant 3 heures en pleine chaleur, a de nouveau saigné du nez.

Cette malade n'a pas de fièvre, son poids remonte vite par le repos. Pendant nos observations elle n'a pas présenté de symptômes subjectifs ni objectifs dignes de remarque.

Il faudrait donc admettre que les glomérules rénaux, sous l'influence de lésions amyloïdes au début ou autres, forment obstacle à la filtration urinaire chez cette malade. En effet, la cryoscopie urinaire, opérée sur des urines de 24 heures, nous a donné sur six opérations successives :

$$\frac{\Delta V}{P} = 2259 - 1450 - 4781 - 1575 - 2502.$$

Chiffre un peu faible sauf le troisième jour.

$$\frac{\delta V}{P} = 1139 - 938 - 916 - 804 - 827.$$

Les molécules élaborées sont toujours en petit nombre.

$$\frac{\Delta}{\delta} = 1{,}99 - 1{,}54 - 5{,}21^{**} - 1{,}95 - 3{,}02.$$

$\frac{\Delta V}{P}$ sont faibles, la tension circulatoire périphérique est basse, d'où le chlorure filtre lentement par le glomérule, l'osmose canaliculaire est longue et serait plus abondante que normalement si le glomérule rénal laissait mieux filtrer la solution de NaCl.

Les dosages de l'urée, des phosphates, nous ont montré que ces substances étaient en petite quantité.

Observation II

Le malade âgé de 30 ans, entré le 22 mars 1901, tousse depuis deux mois. Vers cette époque, il se sentit d'un point de côté à gauche, en même temps survenait une dyspnée qui n'a fait qu'augmenter. Le malade perdit aussi l'appétit. Le 18 mars survinrent des vomissements biliaires au milieu de la nuit, le malade ne dormait plus.

A son entrée les symptômes sont ceux d'une spléno-pneumonie de la base gauche. Les deux sommets sont submats et cette submatité descend à droite à moitié du sixième espace intercostal. Les vibrations sont conservées, à gauche, cette matité est très accentuée dans toute la hauteur. Les vibrations thoraciques sont abolies. En arrière dans le poumon gauche, on entend à l'expiration un souffle dans toute la poitrine, dans la fosse sus-épineuse, il y a des craquements humides, la pectoriloquie limitée à cet espace y est très accentuée.

La respiration du poumon droit est rude sous l'omoplate et à la base. Au sommet l'on entend des craquements humides et secs qui s'entendent jusqu'au niveau de la partie moyenne de la fosse sous-épineuse, occupant la fosse sous-épineuse entière. Pas de souffle, la voix retentit avec une grande sonorité.

En avant, skodisme à droite, submatité presque matité à gauche. La respiration du poumon droit est exagérée, soufflante avec le type puéril, partout de nombreux râles sous-crépitants moyens et fins, dans toute la hauteur il y a de la pectoriloquie aphone qui s'entend sous forme de voix diffuse très marquée. Le poumon gauche ne laisse plus entendre le murmure dans toute la hauteur, il y a de l'égophonie dans la région du mamelon, quelques râles et frottements au niveau de la région mammaire.

Au premier mai les signes physiques n'ont pas varié.

9 mai. — En arrière, matité aux deux sommets, forte à la base et sous l'omoplate gauche. Les vibrations sont abolies dans toute la hauteur du poumon gauche. La matité s'est abaissée à droite de deux travers de doigt. Dans la fosse sus-épineuse on a un souffle caverneux, d'assez gros craquements humides, de la pectoriloquie aphone. Dans la fosse sous-épineuse, en

même temps qu'on entend le souffle caverneux, on y perçoit de petits craquements en grand nombre, à la base, rien.

Le poumon gauche est mat dans toute sa hauteur, les vibrations thoraciques sont abolies. On entend un souffle pleurétique, la pectoriloquie aphone. Au sommet l'on a des craquements. Le poumon gauche, pris cependant dans toute sa hauteur, respire mieux.

Le 15 juin le malade toujours fatigué, a de grandes oscillations thermométriques, les écarts sont de 1° 1/2 à 2 entre le matin et le soir.

Le 18 juin. — En arrière matité complète au niveau de la fosse sus-épineuse droite, submatité dans le reste du poumon droit. La matité à gauche est de plus en plus prononcée à mesure que l'on approche de la base du poumon, le sommet est relativement sonore dans tout le poumon droit, l'on constate de nombreux râles muqueux avec gargouillements plus fins quand on approche de la base. A gauche la respiration est soufflante au sommet et diminue dans le reste du poumon.

En avant la fosse sous-claviculaire droite est mate, avec quelques râles humides à son niveau, mais moins nombreux qu'en arrière. A gauche la respiration est diminuée.

Le malade crache beaucoup, la toux fréquente l'empêche de dormir la nuit. La température est toujours élevée : 40° le soir pour descendre vers 39° le matin.

Les examens cryoscopiques ont été réguliers. $\frac{\Delta V}{P}$ a été normal; deux fois seulement lors des périodes encore plus fiévreuses, $\frac{\Delta V}{P}$ s'est élevé au voisinage de 6.000, les molécules élaborées suivirent au contraire la proportion inverse. Ainsi pendant quatre jours l'on voit $\frac{\Delta V}{P} = 3.200$ à 3.900, $\frac{\delta V}{P} = 1100$ à 1800, chiffre un peu faible, et $\frac{\Delta}{\delta}$ varie entre 1,70 et 2, 39 ; il y a hypertension périphérique, le rein peu touché, fonctionne presque normalement, nous donnant une quantité fixe d'une urine de densité voisine de 1035.

Ces deux jours d'une crise fiévreuse un peu plus accentuée, la température montant à 40°,5, nous donnent un nombre considérable de molécules, 6000, alors que nous n'avons plus que 1600 molécules élaborées et un rapport $\frac{\Delta}{\delta} = 3,70$. Mais bientôt la crise passée, le rein reprend son élimination ordinaire. L'épuration urinaire chez ce jeune homme est entravée, la circulation dans le glomérule et le canalicule est trop active du fait de la poussée sanguine un peu exagérée.

Observation III

Notre troisième malade est une jeune femme de trente ans, sténographe, entrée à l'hôpital le 17 avril 1901 pour blennorrhagie. On découvre qu'elle est bacillaire. Elle a été trois fois mère d'enfants vivants, sa quatrième grossesse n'est pas allée à terme. Il y a un an, la malade a la grippe, puis aussitôt une lymphangite des membres inférieurs.

Depuis quatre mois, la malade est atteinte de bronchite, elle a eu une hémoptysie, a maigri considérablement, elle n'a plus d'appétit et souffre de douleurs dans les reins et dans les épaules ; atteinte de névralgie faciale, elle prend chaque jour, 1 gramme d'antipyrine.

Depuis un mois et demi, elle a des pertes très abondantes qui tachent son linge, en urinant elle a des douleurs violentes ; les cuissons sont continuelles, les envies d'uriner se répètent très souvent, l'infection gonococcique remonterait à deux mois.

A son entrée (17 mars) la malade se plaint de tousser beaucoup surtout le matin.

L'examen du cœur ne donne rien.

Les poumons montrent en avant, à gauche, une légère matité, la respiration est un peu soufflante, quelques râles sous-crépitants. La voix chuchotée est transmise.

L'appareil digestif souffre, l'appétit est mauvais, la constipation habituelle, l'abdomen est sensible surtout à la palpation et douloureux principalement à la partie inférieure.

Lors de sa sortie, cette malade, qui n'a jamais eu de réaction fébrile, ne présentait aucun signe bacillaire à gauche ; à droite, en avant, rien de bien net ; en arrière la respiration était rude à la fin de l'inspiration, la toux était retentissante.

Les observations cryoscopiques montrent que chez cette femme, le nombre de molécules excrétées reste élevé, 7458, 4971, 5469, 2731, celui des molécules élaborées est très faible, 1346, 1008, 2610, 1244, tandis que le rapport $\frac{\Delta}{\delta}$ est très élevé, 5,51, 4,93, 2,09, 2,19.

La proportionnalité symétrique de $\frac{\Delta V}{P}$ et $\frac{\Delta}{\delta}$ indique que la tension périphériques était intense, la solution saline filtrée par le glomérule n'était pas longtemps au contact des canalicules pour que l'osmose puisse se faire et assurer une bonne dépuration urinaire.

Observation IV

C..., jeune homme de 22 ans, employé de commerce, est entré à l'hôpital Boucicaut le 2 juillet 1900.

Pas d'antécédents bacillaires héréditaires, la toux a commencé vers le printemps 1900, avec elle sont venues les sueurs nocturnes, bientôt le malade a maigri, le 13 juillet 1900, le malade a une hémoptysie qui dure 4 jours, il crachait un sang rouge, aéré, spumeux. Il part à la campagne, dans la Sarthe, mais l'air ne lui convient pas, il revient à Paris, vers fin de juillet, surviennent quelques hémoptysies qui l'amènent à l'hôpital, il a maigri de trois kilos. En avant à gauche, le poumon montre des signes d'ulcération, à droite, la respiration est rude, un peu saccadée.

En arrière rien de net, quelques râles humides.

L'appétit est assez bon, pas de diarrhées.

Du 5 au 27 novembre, quelques crachats sanglants, l'état

général du malade s'est amélioré, jusqu'en mars 1901, il a gagné presque onze kilos.

Depuis il baisse peu à peu, le cacodylate et l'embryonine n'ont pas modifié son état.

12 mars : Quelques râles sous-crépitants sous la clavicule gauche avec des râles muqueux. A droite, la respiration est prolongée, en même temps la voix est retentissante.

En juin, l'état est stationnaire, mais les déperditions augmentent, le malade perd de son poids.

On retrouve chez ce malade ces jours de débâcles des chlorures, alors que les molécules élaborées osmosent très peu. Deux jours successifs $\frac{\Delta V}{P}$ oscille près de 6000, tandis que les substances élaborées ne nous donnent que 862 molécules ; puis l'élimination se rétablit normale, plutôt faible aussi bien pour les chlorures $\frac{\Delta V}{P} = 2700$ que pour les matières élaborées $\frac{\delta V}{P} = 1300$, $\frac{\Delta}{\delta}$ est toujours un peu fort et indique une résistance épithéliale.

Observation V

Ce malade, âgé de 39 ans, ferblantier, entre à l'hôpital le 17 décembre 1900 ; jusqu'à trente-cinq ans il a été très bien portant, depuis il tousse et crache un peu, il a beaucoup maigri. Au mois de juillet 1900, il a une première hémoptysie légère, se traduisant par des crachats légèrement teints. L'appétit est bon, mais la digestion difficile, le repas est suivi d'une digestion difficile, la tête est lourde, le ventre se ballonne, le malade tousse puis régurgite une partie de ses aliments.

Ce malade a déjà été traité par M. Letulle à Saint-Antoine pendant 10 mois en 1897. A cette époque on lui injecta de la tuberculine R ; ce fut un succès.

Le malade se porta très bien pendant 2 ans, il se souvient d'avoir eu froid en travaillant au mois de décembre 1899, il entra à Boucicaut où on le traita pendant deux mois. Il quitte l'hôpital et reprend son travail, se sentant oppressé; repris de toux, le malade qui souffre de douleurs aux sommets et au niveau de l'omoplate, se décide à rentrer dans les premiers jours de décembre 1899 ; il se plaint le soir surtout, immédiatement après avoir dîné, de picotements laryngés qui le font tousser. Son appétit est conservé, mais il ne peut souffrir le moindre rôti. Le 4 février, le malade soudainement se réveille dans une quinte de toux, il s'assied sur son lit, puis tout à coup, il sent un étourdissement et une brûlure qui remonte à l'épigastre, il tombe renversé sur son lit les bras crispés, incapable d'appeler à l'aide. Le 20 mai, le malade se plaint de piqûres de cacodylate qui lui donne des céphalalgies, en revanche l'appétit a repris depuis le début des injections. Les effets antérieurement avaient été les mêmes.

Le poumon droit en avant est mat jusqu'au troisième espace intercostal, la respiration est soufflante, l'inspiration saccadée, de nombreuses crépitations comme en arrière où la matité s'étend jusqu'au-dessous de la clavicule, le poumon gauche présente les mêmes lésions, les vibrations thoraciques sont exagérées dans la région sus-claviculaire.

L'état général est stationnaire, pas de température élevée, le malade tour à tour engraisse sous l'influence d'une médication nouvelle, puis reperd ce gain.

Ce malade comme les autres tuberculeux que nous avons eu à examiner, présente des écarts considérable dans sa fonction rénale $\frac{\Delta V}{P}$ varie en quatre jours de 2700 à 7500 tandis que $\frac{\Delta V}{P}$ subit des changements à peu près dans les mêmes proportions. Certainement une longue étude attentive du malade réussirait à démontrer chez lui, d'autres phénomènes liés à ces jours de déséquilibre urinaire.

Basée sur une théorie susceptible d'être modifiée par une hypothèse plus parfaite, la cryoscopie urinaire comme l'entendent MM. Claude et Balthazard a au moins le mérite de nous donner des renseignements comparatifs sur l'action du rein, très utiles et d'autant plus précieux qu'ils sont difficiles à obtenir. D'autres méthodes peuvent donner les mêmes résultats. La plus ancienne est l'analyse chimique, elle nous fait connaître exactement la quantité et la qualité des substances éliminées par le rein. On peut lui faire plusieurs objections : certaines substances, et ce sont les plus toxiques, sont longues à reconnaître et à mesurer quantitativement ; un clinicien lui reprochera surtout d'être longues, complexes et délicates.

On peut recourir à l'analyse physiologique ; M. Bouchard en a cité les règles par une série de travaux mémorables. On sait ainsi très exactement quelle est la toxicité de l'urine, mais on n'a aucune idée sur ce qui peut être resté dans le sang soit par suite d'une imperméabilité du rein, soit parce que l'organe doit modifier en quantité et en qualité les substances à éliminer.

Pour être complètes, les analyses urinaires devraient aussi nous faire connaître, doser ce qui reste dans le sang. Ce ne sont pas des cliniciens ni surtout des praticiens qui iront se heurter aux difficultés techniques trop délicates de ces recherches.

L'analyse physiologique du sang ne peut en mesurer la toxicité avec certitude, car ses résultats sont absolument contradictoires. On a voulu alors rechercher la perméabilité du rein. On fait des injections de bleu de méthylène et l'on étudie comment se fait l'élimination. Les résultats de cette méthode sont encourageants, ils demandent du temps et de la patience. La cryoscopie, comme l'entendent MM. Claude et Balthazard nous donne, par une observation qui dure cinq minutes au plus, tous les renseignements que nous pouvons tirer de la meilleure analyse urinaire : nous savons si le rein a rempli son rôle dépurateur, s'il filtre la solution saline, s'il reste perméable.

D'après elle, il semble que chez les tuberculeux le rein reste assez perméable malgré les lésions amyloïdes ; mais, du fait de la tension sanguine exagérée, l'osmose de la solution saline filtrée par le glomérule ne se fait plus bien, dans les canalicules, avec les substances excrétées. Le rein est ordinairement, chez ces malades, insuffisant dans sa fonction d'élimination des produits toxiques.

La cryoscopie est une méthode simple, rapide, elle donne des renseignements précieux pour le diagnostic et le pronostic des troubles urinaires, elle peut donc rendre de grands services, bien différents de ceux que Raoult cherchait en étudiant le point de congélation des corps dissous.

BIBLIOGRAPHIE

Vaquez et Bousquet. — *Presse médicale*, avril 1899.

Koranyi. — Physiologisches und klinisches Untersuchungen, über den osmotichen Druch thierische Flüssigkeiten. *Zeits. f. klin. med.*, 1897, 1898, XXXIII-XXXIV.

Baylac. — Phatologie de l'urémie, XIIIe Cong. de méd. 1900, Sect. de pathol. gén.

Achard et Lœper. — Soc. de biol., 23 et 30 mars 1901.

Kummel. — XIIe Cong. de méd. 1900. Sect. de chirurgie urinaire.

Waldvogel. — *Dents. med. Wochens.*, 1900, n° 46.

Rumpel. — *Münch. med. Wochens*, 5 février 1901.

Vaquez et Bousquet. — Soc. de biol., 4 fév. 1899.

Castaigne. — Soc. méd. des hôp., 13 juillet 1901.

Lesne et Ravault. — *Presse méd.*, 20 fév. 1901.

Widal, Sicard et Ravaud. — Soc de biol., 27 oct. 1900.

Griffon. — *Id.*, 23 mars 1901.

Castaigne. — Soc. de biol., 27 oct. 1900.

Bard. — *Bull. méd.*, 5 janv. 1901. Soc. de biol., 9 fév. 1901.

Vaquez-Hamburger. — Rapports présentés au XIIIe Cong. de méd., Sect. d'anat. pathol.

Achard. — Rapport présenté au XIIIe Cong. de méd. Sect. de pathol. int.

Bernard. — *Presse méd.*, 1900.

Lépine et Aubert. — Soc. de biol., 9 janv. 1885.

HOFMANN. — *Deuts. Arch. f. klin. méd.*, 1898, 603.

CLAUDE et BALTHAZARD. — Cryoscopie des urines dans quelques maladies infectieuses. *Journ. de phys. et de pathol. gén.*, nov. 1900.

PICK. — *Deuts. Arch. f. klin. méd.*, 1900, 13-32.

MERKLEN et CLAUDE. — Soc. méd. des hôp., juillet 1900.

CLAUDE et BALTAZARD. — *La cryoscopie des urines*, 1901.

ACHARD et LŒPER. — Soc. de biol., 1er déc. 1900.

BOUCHARD. — C. R. de l'Acad. des scien., 9 janv. 1899.

RAOULT. — Sur les progrès de la cryoscopie ou étude du point de congélation des dissolutions. Grenoble, 1889.

RAOULT. — Comptes rendus de l'Acad. des scien., 27 nov. 1882.

DE COPPET. — *Ann. de chim. phys.* (1871-1872), t. XXIII, XXV, XXVI.

VANT' HOFF. — Mémoires de l'Acad. royale des sciences de Suède, Stockholm, 1886.

MOUREU. — *Détermination des poids moléculaires*, 1899, p. 66.

BOUSQUET. — Recherches cryoscopiques, etc., *Th.*, Paris, 1899, p. 110.

KORANYI. — *Zeitsch. für. klin. Med.*, 1887, II, p. 3.

BOUSQUET. — La cryoscopie des urines. (*Bulletin des sciences pharmacologiques*, août 1899.)

KORANYI. — Physiologisches und. klinisch. Untersuchungen über den osmotischen Druck thierische Flüssigkeiten (*Zeitschr. für. klin. med.*, XXXIII, XXXIV, 1897-98).

BALTHAZARD. — Etude de la diurèse, produite par les injections intravasculaires de solutions hypertoniques (comptes rendus de la Soc. de biologie, juillet 1900.)

SOBIERANSKY. — *Arch. für. exp. pathologie*, 1895.

LÉON BERNARD. — De la perméabilité rénale, valeur comparée de la cryoscopie et des autres modes d'exploration. (*Presse médicale*, 5 sep. 1900, p. 159.)

SOUQUES et BALTHAZARD. — La cryoscopie des urines de la polyurie nerveuse. Communication au XIIIe Cong. de méd. de Paris, Sect. de neurologie, Paris 1900.

STARLING. — *Journal of. physiolog.*, janv. 1900.

GAUTIER. — *Chimie biologique*, t. III.

MERKLEN et CLAUDE. — *Soc. méd. des hôp.*, juillet 1900.

KUMMEL. — Communication au XIIIᵉ Cong. de méd. de Paris, Sect. de chirurg. urinaire.

RICHTER. — Société médicale de Berlin, août 1899.

LINDERMANN. — *Deutsch. Arch. für. klin. med.*, 1899.

ACHARD et DELAMARE. — *Bull. de la Soc. méd. des hôpitaux*, 7 avril 1899.

CASPER et RICHTER. — *Berl. klin. Wochenschr.*, 1900, n° 18.

ACHARD et CASTAIGNE. — *L'examen chimique des fonctions rénales par l'élimination provoquée*, Paris, 1900.

IMPRIMERIE DEVERDUN, BUZANÇAIS (INDRE).

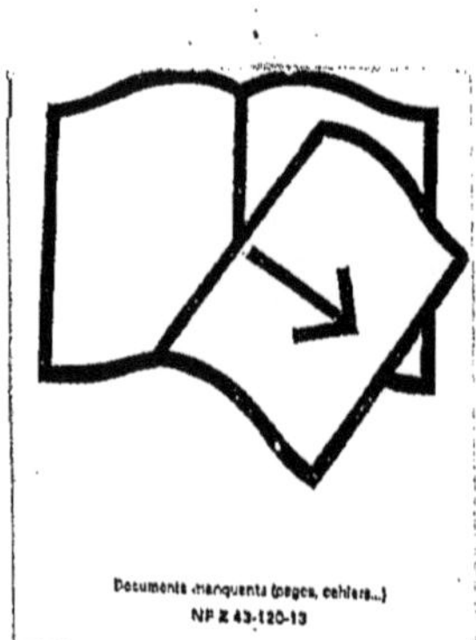
Documents manquants (pages, cahiers...)
NF Z 43-120-13

www.ingramcontent.com/pod-product-compliance
Ingram Content Group UK Ltd.
Pitfield, Milton Keynes, MK11 3LW, UK
UKHW020218200726
13856UKWH00004B/1474